Norris Azumah

COVID-19, A PERSPECTIVA DOS ESTUDANTES DE MEDICINA

Norris Azumah

COVID-19, A PERSPECTIVA DOS ESTUDANTES DE MEDICINA

ScienciaScripts

Imprint
Any brand names and product names mentioned in this book are subject to trademark, brand or patent protection and are trademarks or registered trademarks of their respective holders. The use of brand names, product names, common names, trade names, product descriptions etc. even without a particular marking in this work is in no way to be construed to mean that such names may be regarded as unrestricted in respect of trademark and brand protection legislation and could thus be used by anyone.

Cover image: www.ingimage.com

This book is a translation from the original published under ISBN 978-620-8-01104-8.

Publisher:
Sciencia Scripts
is a trademark of
Dodo Books Indian Ocean Ltd. and OmniScriptum S.R.L publishing group

120 High Road, East Finchley, London, N2 9ED, United Kingdom
Str. Armeneasca 28/1, office 1, Chisinau MD-2012, Republic of Moldova, Europe
Printed at: see last page
ISBN: 978-620-8-23676-2

DECLARAÇÃO

Eu, NORRIS EDEM AZUMAH, declaro que, à exceção das referências devidamente reconhecidas, esta dissertação foi realizada por mim no âmbito do Departamento de Saúde Comunitária da Faculdade de Medicina da Universidade do Gana, com a supervisão do Dr. Thomas Tagoe (Departamento de Fisiologia) e não foi apresentada para a obtenção de qualquer grau.

Date; -------------------------------

Norris Edem Azumah

(Estudante)

Date; -----------------------------------

Dr. Thomas Tagoe

Departamento de Fisiologia

(Supervisor)

DEDICAÇÃO

Dedico esta literatura à minha adorável família (Joyce Dompreh, Dzifa Azumah, Tracy, Jenell, Dzidzor, Barbara, Sledge, Iris, Queen Latifa, Gifty, Rhandy, Josephine e Esinam), especialmente ao meu pai Vincent Azumah e também ao meu supervisor (Dr. Thomas Tagoe) e a todo o departamento de saúde comunitária da Universidade do Gana.

AVISO DE RECEPÇÃO

Estou muito grato a Deus Todo-Poderoso que me deu a força, a sabedoria e a capacidade de escrever este trabalho.

Estou também grato à administração da escola de medicina e aos diretores de turma que me ajudaram a recolher dados dos seus colegas. Ao Sr. Willie-Roy Agbleze (MBCHB Hopeful) pela ajuda na análise dos dados.

A minha sincera gratidão vai também para o meu supervisor, Dr. Thomas Tagoe, que me orientou ao longo deste trabalho.

ÍNDICE DE CONTEÚDO

RESUMO

ANTECEDENTES

A doença do coronavírus 2019 (COVID-19) é uma doença causada por um novo coronavírus, agora denominado Síndrome Respiratória Aguda Grave Vírus Corona 2 (SARS-CoV-2; anteriormente denominado 2019-nCoV). Foi identificado pela primeira vez no meio de um surto de casos de doença respiratória na cidade de Wuhan, província de Hubei, China. Foi inicialmente comunicado à OMS em 31 de dezembro de 2019, mas em 30 de janeiro de 2020, a OMS declarou o surto de COVID-19 uma emergência de saúde mundial devido à taxa de propagação pelos continentes. Em 11 de março de 2020, a OMS declarou a COVID-19 uma pandemia mundial. No Gana, foram registados cerca de 84 023 casos confirmados e 607 mortes em todas as regiões a partir de 3rd de março de 2021.

O Gana iniciou a sua primeira vacinação contra a COVID-19 em 1 dest de março de 2021, que incluiu os estudantes de medicina na lista de prioridades para receber a vacina. Um estudo entre estudantes de medicina egípcios revelou que, dos mais de 90% de participantes que conhecem a importância da vacina contra a COVID-19, quase 46% estavam relutantes em aceitar a vacina (Saied, 2021). Os estudantes de medicina vão tornar-se médicos em tempos como este, em que a maioria das pessoas não médicas depende dos seus médicos em questões de saúde. A opinião dos seus médicos pode também influenciar a sua decisão de tomar ou não a vacina. Como tal, foram avaliados os conhecimentos, a perceção e a vontade dos estudantes de medicina de aceitarem a vacina.

OBJECTIVO GERAL

Determinar os conhecimentos, a perceção e a vontade dos estudantes de medicina da Universidade do Gana em aceitar a vacina contra a COVID-19.

METODOLOGIA

Foi utilizado um inquérito transversal analítico para o estudo. Os estudantes de medicina da Universidade do Gana dos níveis 100 a 600, incluindo o GEMP, foram incluídos na amostra do estudo e foi-lhes aplicado um questionário para determinar os conhecimentos, a perceção e a vontade de aceitar a vacina contra a COVID-19.

RESULTADO

Concluiu-se que 93,5% dos estudantes de medicina da Universidade do Gana têm um conhecimento adequado da vacina contra a COVID-19, mas apenas 70,3% estão dispostos a aceitar a vacina assim que for disponibilizada. Os restantes gostariam de esperar e ver como os outros reagem a ela antes de a aceitarem. Embora isto seja positivo, é necessário mais trabalho para educar os estudantes sobre a vacina contra a COVID-19.

CAPÍTULO UM

1.0 INTRODUÇÃO

1.1 CONTEXTO

A OMS declarou a COVID-19 uma pandemia mundial em 11th de março de 2020. Os "agentes patogénicos" denominados coronavírus são organismos comuns ao homem e aos animais. Em dezembro de 2019, foi descoberto um novo coronavírus (2019 novel coronavirus, 2019-nCoV) na cidade de Wuhan, província de Hubei, China, que provocou uma rápida propagação de casos de pneumonia em Wuhan e nas zonas circundantes da China. Posteriormente, registaram-se mais casos noutros países do mundo. Em fevereiro de 2020, a OMS deu ao novo coronavírus de 2019 o nome de Doença do Coronavírus 2019 (COVID-19), para o distinguir da Síndrome Respiratória Aguda Grave (SARS) de 2003.

A doença causada pelo coronavírus 2019 (COVID-19) é uma doença causada por um novo coronavírus, atualmente designado por Coronavírus da Síndrome Respiratória Aguda Grave 2 (SARS-CoV-2anteriormente designado 2019-nCoV). Foi identificada pela primeira vez durante um surto de casos de doença respiratória na cidade de Wuhan, província de Hubei, China. Foi inicialmente comunicada à OMS em 31 de dezembro de 2019, mas em 30 de janeiro de 2020, a OMS declarou o surto de COVID-19 uma emergência de saúde global devido à taxa de propagação através dos continentes (OMS, 2020).

A Síndrome Respiratória do Médio Oriente (MERS), a SARS e esta nova COVID-19 são as três infecções por coronavírus humanos mais importantes do século XXI.st A tosse seca, a rinorreia, a febre e a dor de garganta foram os sintomas prodrómicos; no entanto, à medida que a pandemia progrediu, outros sintomas como a diarreia, os vómitos, a dor no peito, a anosmia e a falta de ar foram também notados, especialmente em doentes com doença grave que necessitavam de suporte ventilatório (OMS, 2020).

Complicações como a disfunção erétil, lesões renais e fibrose pulmonar foram notificadas em várias jurisdições, incluindo o Gana. Os primeiros casos foram registados em 12th de março de 2020 e eram casos importados (MOH, 2020).

A taxa de propagação da infeção devido à COVID-19 no Gana está a aumentar. No Gana, foram registados cerca de 105 512 casos confirmados e 844 mortes em todas as regiões desde 3rd de agosto de 2021. Várias associações médicas e organismos religiosos defenderam estratégias multifacetadas para limitar as infecções e prevenir as mortes (OMS, 2020)

Neste contexto, a distribuição de uma vacina segura e potente é fundamental. Isto porque a vacina confere ao indivíduo imunidade contra a doença ou, mesmo que venha a contrair o vírus, fica protegido contra a doença grave (OMS, 2020). Gradualmente, através desta vacinação em massa, a pandemia será ultrapassada e as vidas voltarão à normalidade. Esta proposta de investigação tem por objetivo estudar os conhecimentos, a perceção e a vontade dos estudantes de medicina da Universidade do Gana de aceitarem a vacina contra a COVID-19.

Embora o Egito não se encontre na região AFRO da OMS como o Gana, continua a ser um país africano e os factores que influenciam a aceitabilidade da vacina contra a COVID-19 podem ser semelhantes. Um estudo entre estudantes de medicina egípcios revelou que, dos mais de 90% de participantes que conhecem a importância da vacina contra a COVID-19, quase 46% estavam relutantes em aceitar a vacina (Saied, 2021). Os estudantes de medicina vão tornar-se médicos em tempos como este, em que a maioria das pessoas não médicas depende muito da opinião dos seus médicos para decidir se tomam ou não a vacina. Como tal, vale a pena investigar os conhecimentos e a perceção do estudante de medicina, o futuro médico. O estudo recrutou 233 inquiridos das três classes de ciências básicas e das três classes do ano clínico, utilizando um questionário estruturado auto-administrado em linha.

Em 24 de fevereiro de 2021, o Gana recebeu 600 000 doses da vacina AstraZeneca/Oxford do Serum Institute of India (SII), bem como da vacina russa Sputnik-V (OMS, 2021). As pessoas receavam a segurança e a eficácia da vacina, bem como os potenciais efeitos secundários. Isto pode dever-se ao facto de as vacinas fornecidas serem do tipo COVISHIELD, que recebeu uma aprovação restrita para utilização de emergência (OMS, 2021).

Foram administradas mais de 700 milhões de doses de vacinas contra a COVID-19 em todo o mundo, mas 87% destinaram-se a países de rendimento alto e médio. Em África, o Gana foi o primeiro país a receber vacinas através do COVAX, tendo administrado 1,2 milhões de doses até à data, com 406 000 vacinados na totalidadee, em seguida, a Costa do Marfim e a Nigéria. Mas o que é que os estudantes de medicina sabem sobre isto e qual é a sua posição quando se trata de tomar a vacina (OMS, 2021).

1.2 DESCRIÇÃO DO PROBLEMA

Vários países sob a alçada da OMS têm diferentes calendários de vacinação contra várias doenças evitáveis por vacinação. Ao longo dos anos, tem-se verificado uma hesitação em aceitar as vacinas, mesmo entre os profissionais de saúde, o que se tornou preocupante para a OMS (Lane, 2018).

As vacinas têm sido recebidas com hesitação e relutância mesmo entre os profissionais de saúde e os estudantes de medicina. Um estudo entre estudantes de medicina no Egito sobre a hesitação em vacinar, as crenças e as barreiras associadas à vacina contra a COVID-19 revelou que a maioria dos estudantes conhece a importância da vacina, mas quase mais de metade mostrou relutância em aceitar a vacina (Saied, 2021). Sabendo como as pessoas se tornaram hesitantes em relação à vacinação, é necessário estudar o conhecimento, a perceção e a vontade dos estudantes de medicina em aceitar a vacina contra a COVID-19.

1.3 JUSTIFICAÇÃO DO ESTUDO

Estudantes de medicina A pandemia de COVID-19 afectou quase todos os países e o Gana não é exceção. Esperava-se que, quando fosse descoberta uma vacina, esta fosse bem recebida e as pessoas estivessem dispostas a aceitá-la para ajudar a travar a propagação da doença. No entanto, a descoberta e o lançamento da COVID-19 fazem parte dos prestadores de cuidados de saúde da linha da frente que podem entrar em contacto com doentes com COVID-19 e, por isso, quando uma vacina estiver disponível, devem recebê-la para se protegerem contra o vírus mortal SARS-COV2. Lucia *et al* descobriram que todos os estudantes de medicina nos EUA têm uma atitude positiva em relação a uma vacina contra a COVID-19, mas quando lhes foi perguntado se iriam receber a vacina, apenas cerca de 50% dos estudantes de medicina responderam afirmativamente a receber a vacina contra a COVID-19 (Lucia, 2020). Constatação semelhante entre os estudantes de medicina no Egito, onde mais de 90% dos estudantes compreendem a importância da vacina contra a COVID-19, mas apenas um pouco mais de 46% queriam receber a vacina.

1.4 OBJECTIVO DO ESTUDO

Determinar os conhecimentos, a perceção e a vontade dos estudantes de medicina da Faculdade de Medicina da Universidade do Gana de aceitarem uma vacina contra a COVID-19.

1.5 OBJECTIVOS

1. Determinar a perceção da vacina contra a COVID-19 entre os estudantes de medicina da Universidade do Gana relativamente à idade e ao nível de formação médica.
2. Determinar os conhecimentos dos alunos sobre a vacina contra a COVID-19
3. Determinar o conhecimento e a vontade de aceitar a vacina contra a COVID-19.

1.6 QUESTÕES DE INVESTIGAÇÃO

1. Existem lacunas de conhecimento entre os estudantes de medicina da Universidade do Gana relativamente à vacina contra a COVID-19?
2. Os estudantes de medicina aceitarão de bom grado a vacina contra a COVID-19?
3. Qual é a perceção dos estudantes de medicina sobre a vacina contra a COVID-19?

1.7 HIPÓTESE

A hipótese é que os estudantes de medicina da Faculdade de Medicina da Universidade do Gana têm conhecimentos sobre a vacina contra a COVID-19 e estão dispostos a aceitá-la.

CAPÍTULO DOIS

2.0 REVISÃO DA LITERATURA

A vacinação é uma forma simples, segura e eficaz de proteger as pessoas contra doenças nocivas utilizando vacinas antes de entrarem em contacto com elas. Utiliza as defesas naturais do organismo para criar resistência a infecções específicas contra as quais o indivíduo foi vacinado e torna o seu sistema imunitário mais forte (OMS, 2020).

As vacinas ensinam o sistema imunitário do organismo a criar anticorpos, tal como acontece quando é exposto a uma doença. No entanto, uma vez que as vacinas contêm apenas formas mortas ou enfraquecidas de agentes patogénicos, como vírus ou bactérias, não causam a doença nem o colocam em risco de sofrer as suas complicações (OMS, 2020).

A maioria das vacinas é administrada por injeção, mas algumas são administradas por via oral (pela boca) ou por pulverização nasal. Atualmente, existem vacinas disponíveis para proteger contra pelo menos 20 doenças, como a difteria, o tétano, a tosse convulsa, a gripe e o sarampo. Em conjunto, estas vacinas salvam a vida de cerca de 3 milhões de pessoas todos os anos (OMS, 2020).

Conhecimentos sobre vacinação

Quando a maioria das pessoas é vacinada, existe imunidade de grupo (proteção indireta para o resto da população quando a maioria é imune) e, por conseguinte, proteção para o resto da população. Algumas pessoas, como as que estão gravemente doentes, são aconselhadas a não tomar certas vacinas, pelo que dependem do resto da população para serem vacinadas e ajudarem a reduzir a propagação da doença (OMS, 2020)

Perceção sobre a vacina contra a COVID-19 e hesitação

Desde o lançamento das vacinas contra a COVID-19, têm surgido algumas teorias da conspiração e equívocos no público, mesmo entre as pessoas com formação académica. Esta situação suscita preocupações quanto ao êxito da campanha de vacinação e à luta contra a pandemia de COVID-19.

A OMS apercebeu-se de que a hesitação em vacinar está a aumentar e, por isso, estabeleceu parcerias com outras organizações para encontrar formas de a reduzir. Para obter uma imagem global da hesitação em vacinar e saber se ou como estava a mudar, foram realizadas pesquisas e análises para rever três anos de dados disponíveis a partir de junho de 2017 a partir do Formulário de Relatório Conjunto da OMS/UNICEF (JRF) para determinar a taxa relatada de hesitação em vacinar em todo o mundo, as razões para a hesitação variaram por país, nível de rendimento e/ou por região da OMS (Lane, 2018).

Verificou-se que a hesitação era comum, tendo sido comunicada por mais de 90% dos países. A lista de razões apresentadas era longa e abrangia cerca de 22 das 23 categorias da matriz de factores determinantes da OMS. Mesmo a categoria mais frequentemente declarada, que é a do risco-benefício (provas científicas, por exemplo, preocupações com a segurança da vacina), representou menos de um quarto de todas as razões declaradas (Lane, 2018). As razões mais comuns para a hesitação foram o medo dos efeitos secundários e a segurança das vacinas.

A confiança numa vacina é, indiscutivelmente, a componente mais essencial necessária para o êxito da adoção de uma vacina contra a COVID-19. As conclusões da OMS mostram que a confiança no governo está fortemente associada à aceitação da vacina e pode contribuir para o cumprimento das acções recomendadas pelo público. As lições aprendidas com anteriores surtos de doenças infecciosas e emergências de saúde pública, incluindo o VIH, o H1N1, a SRA, a MERS e o Ébola, recordam-nos que a existência de fontes de informação e orientação fiáveis é fundamental para o controlo das doenças. No entanto, para resolver a hesitação em vacinar é necessário mais do que criar confiança. Trata-se de um esforço multifatorial, complexo e dependente do contexto que deve ser abordado simultaneamente a nível global, nacional e subnacional (Lane, 2018).

O processo de tomada de decisão sobre a vacinação inclui pessoas que concordam em ser vacinadas imediatamente porque vêem isso como a norma e aquelas que levam algum tempo a ponderar os prós e os contras da vacinação. Estas pessoas falam com a família, amigos ou membros da sua comunidade, pesquisam na Internet e pedem conselhos aos profissionais de saúde. A importância das recomendações de vacinas do pessoal de saúde no processo de tomada de decisão está bem documentada (Paterson, 2016).

Face à hesitação emergente em vacinar, o pessoal de saúde continua a ser o conselheiro de maior confiança e a influenciar as decisões de vacinação. No entanto, a capacidade e a confiança do pessoal de saúde estão a ser esticadas à medida que se deparam com restrições de tempo, maior carga de trabalho e recursos limitados. Nalguns casos, os profissionais de saúde não dispõem de informação ou formação adequadas para responder às questões relacionadas com a vacinação. De um modo geral, o pessoal de saúde precisa de mais apoio para gerir o ambiente de vacinação em rápida evolução, bem como o público em mudança, especialmente aqueles que estão relutantes ou recusam a vacinação (Paterson, 2016).

Um estudo realizado entre os fornecedores de vacinas na Croácia, França, Grécia e Roménia para investigar as preocupações que o pessoal de saúde poderia ter em relação à vacinação revelou que a hesitação em vacinar está presente nos quatro países (Karafillakis, 2016). A preocupação mais importante em todos os países foi o medo dos efeitos secundários das vacinas. As novas vacinas foram destacadas devido à perceção da falta de testes de segurança e eficácia das vacinas, tal como está a acontecer com a vacina contra a COVID-19. Além disso, embora o pessoal de saúde tenha manifestado uma elevada confiança nas autoridades de saúde, verificou-se também uma forte desconfiança em relação às empresas farmacêuticas devido à perceção de interesses financeiros e à falta de comunicação sobre os efeitos secundários. Esta desconfiança dificulta a resposta franca do pessoal de saúde aos seus doentes e aos membros das suas comunidades, que também têm as suas reservas (Karafillakis, 2016).

Nos Estados Unidos da América, uma sondagem recente indicou que apenas 50% dos americanos tencionam tomar a vacina, outra indicou que dois terços dos americanos não tomarão a vacina contra a COVID-19 quando esta estiver disponível pela primeira vez e 25% afirmam que nunca a tomarão. Tanto os indivíduos de raça negra como os hispânicos parecem estar menos dispostos a tomar a vacina do que os brancos. Esta hesitação projectada em relação à vacina contra a COVID-19 pode dever-se, em parte, à quantidade significativa de desinformação sobre a vacina contra a COVID-19 que circula nas plataformas das redes sociais, que é ainda amplificada pelos já elevados níveis de desinformação sobre as vacinas em geral. A hesitação em relação às vacinas em geral aumentou tão substancialmente que a OMS a considera atualmente uma grande ameaça para a saúde mundial (Guidry, 2021). Um desafio específico para a vacina contra a COVID-19 é o facto de o seu desenvolvimento acelerado poder contribuir para a impressão pública de que a vacina não será suficientemente testada em termos de segurança e eficácia (Guidry, 2021).

Outro estudo que utilizou os sistemas de crenças em matéria de saúde para avaliar a aceitabilidade da vacina contra a COVID-19 revelou que pouco mais de metade dos inquiridos (muçulmanos) estavam preocupados com o facto de a vacina contra a COVID-19 ser halal. Os muçulmanos que recusam imunizações porque as vacinas não são halal (ou seja, não são permitidas pelo Islão) têm sido uma questão importante na Malásia e em muitos países muçulmanos em todo o mundo. Mas a boa notícia é que a aceitação geral de uma vacina foi elevada, com quase metade dos participantes a manifestar uma intenção definitiva de tomar a vacina contra a COVID-19 e 45% a manifestar uma intenção possível e provável (Wong, 2021).

Conhecimento dos estudantes e disponibilidade para aceitar a vacina contra a COVID-19

Num estudo realizado entre estudantes de medicina egípcios, a maioria dos participantes (90,5%) percebeu a importância da vacina contra a COVID-19, mas 46% hesitaram em vacinar-se e cerca de 6% aceitaram ou recusaram a vacina. A maioria dos estudantes tinha preocupações relativamente aos efeitos adversos da vacina (96,8%) e à ineficácia (93,2%). As barreiras mais confirmadas da vacinação contra a COVID-19 foram a falta de dados sobre os efeitos adversos da vacina e a informação insuficiente sobre a própria vacina (Saied, 2021). É imperativo, portanto, que avaliemos a base de conhecimento e a atitude dos nossos estudantes de medicina em relação à vacina contra a COVID-19. Isso influenciará os cursos ministrados sobre imunização para reforçar sua compreensão de como as vacinas funcionam. Desta forma, cada um deles torna-se um embaixador da vacinação, ajudando-nos a ultrapassar a lacuna da hesitação em vacinar.

CAPÍTULO TRÊS

3.0 METODOLOGIA DE INVESTIGAÇÃO

3.1 CONCEÇÃO DO ESTUDO

Foi realizado um inquérito transversal utilizando um questionário desenvolvido e os resultados foram descritos utilizando proporções e frequências.

3.2 ÁREA DE ESTUDO

A Faculdade de Medicina da Universidade do Gana, também conhecida por UGMS, é a primeira faculdade de medicina da primeira instituição pública de investigação terciária do país, a Universidade do Gana (UG). Está atualmente localizada em Korle Bu, no Hospital Universitário de Korle Bu (KBTH). A escola de medicina é composta por três anos de anos para-clínicos (ciências básicas) e mais três anos de anos clínicos. As ciências de base são ensinadas em anatomia, fisiologia, bioquímica e patologia e os anos clínicos são ensinados a aplicar as ciências de base nos cuidados hospitalares em pediatria, obstetrícia e ginecologia, cirurgia geral, medicina e terapêutica.

Korle Bu situa-se entre Laterbeokorshie, a oeste, Agbogbloshie, a norte, Mamprobi, a sul, e Korle Gono, a leste. A maior parte do território de Korle Bu é ocupada pelo Hospital Universitário de Korle Bu, a Policlínica de Korle Bu, a esquadra de polícia, as escolas de medicina, enfermagem e obstetrícia, a escola de enfermagem de cuidados intensivos, a escola de higiene e as escolas de saúde conexas, os residentes dos médicos, os estudantes e outro pessoal hospitalar.

3.3 POPULAÇÃO DO ESTUDO

A população-alvo é constituída por estudantes de medicina do sexo masculino e feminino da Faculdade de Medicina da Universidade do Gana. A população estudantil é de 1032 pessoas, de acordo com a administração, e inclui as três classes de ciências básicas, os estudantes do curso de Medicina (GEMP) e os três anos clínicos. Foi utilizado um método de amostragem de conveniência.

3.3 CRITÉRIOS DE INCLUSÃO

Os inquiridos devem ser estudantes da Faculdade de Medicina da Universidade do Gana (UGMS), incluindo estudantes do GEMP dos níveis 100 a 600, e devem ter acesso à Internet.

3.4 CRITÉRIOS DE EXCLUSÃO

Os estudantes de pós-graduação, os residentes e os bolseiros estão excluídos deste estudo.

3.5 AMOSTRA DETERMINAÇÃO DA DIMENSÃO

A dimensão da amostra foi determinada utilizando a fórmula da dimensão da amostra de Slovin

$n_0 = N/ 1+ Ne^2$

Onde n_0 = número de amostras, N= população total, e e = tolerância de erro tomada como 5%

$N_0 = 1032/ 1 +1032(0,05)^2$

$N_0 = 288.27$

A dimensão da amostra é de 288, no entanto, devido aos protocolos da COVID-19, a maioria das aulas são dadas em linha, o que dificulta o acesso aos alunos, e houve uma limitação de tempo, pelo que o número de inquiridos atingido é de 231.

3.6 INSTRUMENTOS E MÉTODOS DE RECOLHA DE DADOS

Os dados foram recolhidos através do Google forms (Alphabet Inc. Califórnia, EUA) online, que captou a biografia do inquirido, os dados sociais e outras variáveis de interesse, como os conhecimentos, as percepções e a vontade de aceitar a vacina contra a COVID-19, utilizando um questionário auto-administrado.

3.7 TRATAMENTO, ANÁLISE E APRESENTAÇÃO DOS DADOS

Os dados recolhidos foram analisados de forma adequada utilizando o Microsoft Excel e o SPSS versão 27.0, deduzindo uma conclusão válida deste inquérito transversal. Os resultados estão representados em proporções e percentagens em tabelas e gráficos.

3.8 CONSIDERAÇÕES ÉTICAS

O consentimento informado documentado em linha foi obtido através do questionário, enquanto a confidencialidade dos dados de todos os inquiridos foi assegurada através da recolha de dados sem nomes e números susceptíveis de identificar os vários participantes. Os dados são armazenados numa pasta protegida por palavra-passe durante um período mínimo de 2 anos. Foi obtida a aprovação ética do comité de revisão da dissertação sobre saúde comunitária. A participação foi voluntária e anónima, permitindo que os participantes se retirassem a qualquer momento, de acordo com as estipulações dos princípios éticos da Declaração de Helsínquia da Associação Médica Mundial.

CAPÍTULO QUATRO

4.0 RESULTADOS

Este artigo foi concebido para responder a três perguntas: (1) se existem lacunas de conhecimento sobre a vacina contra a COVID-19 entre os estudantes de medicina da Faculdade de Medicina da Universidade do Gana, (2) se os estudantes estarão dispostos a aceitar a vacina contra a COVID-19 e (3) quais são as percepções dos estudantes relativamente a esta nova vacina, ou se também estão infectados pelos mitos que circulam nas redes sociais e noutros locais. Os resultados do estudo estão representados no texto, nas tabelas e nos gráficos abaixo. 231 participantes responderam de bom grado ao questionário enviado, que envolveu membros de cada turma ou nível da faculdade de medicina. Do nível 100 ao 600, incluindo as classes GEMP. Para a análise das categorias de dados, foram utilizados um teste t simples e um valor p.

A distribuição etária dos participantes no estudo varia entre os 18 e os 35 anos, identificando-se como homens ou mulheres. Destes, 51,5% (119) eram do sexo masculino e 48,5% (112) do sexo feminino. A idade modal situa-se entre os 18 e os 20 anos e a idade média varia entre os 21 e os 23 anos. O grupo etário que menos participou situa-se entre os 33 e os 35 anos.

Todos os participantes estavam a frequentar o ano clínico ou o ano pré-clínico dos níveis 100 a 600, incluindo a turma do Graduate Entry Medical Program (GEMP). O maior número de participantes encontrava-se no nível 600 com 50,2% (116) e o menos representado era a classe GEMP com 3,5% (8). Isto faz com que os anos clínicos sejam os que têm mais participantes no estudo, com 59,7% (138).

95% (221) dos participantes são solteiros e apenas 4,3% (10) são casados. Dos 4,3% dos inquiridos que são casados, apenas 3,9% (9) são pais e quase todos os inquiridos não tinham qualquer problema de saúde que os impedisse de serem vacinados. Apenas 0,4% (1) dos inquiridos referiu algum problema de saúde que os impedisse de receber a vacina contra a COVID-19.

A maioria dos inquiridos (91,8% (212)) gozava de boa saúde e podia receber qualquer vacina, mas 8,3% (19) referiram um estado de saúde precário, o que, no entanto, não os impede de aceitar qualquer vacina. Embora a maioria dos inquiridos fosse jovem, 87,4% (202) deles tomaram a sua própria decisão médica, e cerca de 12,6% (12) dependem de outra pessoa para tomar essas decisões, seja para aceitar ou não a vacina contra a COVID-19. Uma vez que apenas alguns são pais, apenas 9,1% (21) dos inquiridos estão em posição de tomar decisões médicas para os seus filhos.

No que diz respeito ao conhecimento das vacinas de rotina para crianças, cerca de 98,7% (228) responderam que sim e 93,9% (217) recomendaram vacinas para adultos. 75,3% (174) não conhecem ninguém que tenha contraído uma doença evitável pela vacinação por não ter tomado a vacina, mas 37,7% (87) responderam que sim ao facto de conhecerem pessoas que tiveram efeitos secundários graves devido à vacinação e 62,3% (144) disseram que não. Dos 9,1% (21) que são pais, nenhum deles foi aconselhado a não administrar a vacina recomendada aos seus filhos, mas 2,2% (5) recusaram uma vacina recomendada para os seus filhos. No entanto, 26,4% (61) fizeram o possível para obter todas as vacinas recomendadas para si próprios ou para os seus filhos. E 17,3% (40) não conseguiram obter a vacina que planeavam obter, 82,7% (191) conseguiram. Dos 17,3% (40) que não conseguiram obter as vacinas planeadas, 83,1% (192) disseram que não tinham tempo e 6,5% (15) disseram que o centro de saúde era distante da sua localização.

Todos os inquiridos ouviram falar da nova vacina contra a COVID-19 e 66,7% (154) conhecem um familiar ou amigo que esteve doente com o coronavírus, mas 33,3% (77) não conhecem. 4,8% (11) acreditam estar em risco muito elevado, 19% (44) elevado e 33,8% (78) médio de serem infectados com o coronavírus. 3,9% (9) têm um risco muito elevado de ficarem muito doentes se forem infectados com COVID-19, 15,2% (35) têm um risco elevado e 28,6% (66) médio.

No que se refere à questão da aceitação da vacina, 70,6% (163) dos inquiridos estão dispostos a aceitar a vacina contra a COVID-19, caso exista, mas 57,1% (132) dos inquiridos gostariam de esperar e ver como as outras pessoas reagem à vacina antes de também serem vacinados.

Apenas alguns inquiridos estão dispostos a participar em qualquer ensaio de vacinas contra a COVID-19. 80,1% (185) responderam que não e 19,9% (46) disseram que sim, que estão dispostos a participar em qualquer ensaio de vacinas contra a COVID-19. Enquanto 26,8% (62) preferiam vacinas injectáveis, 55,4% (128) não tinham qualquer preferência.

A maioria dos inquiridos, 59,7% (138), tem os seus centros de saúde a menos de 15 minutos de distância, apenas cerca de 3,0% (7) viajam mais de 2 horas para chegar aos seus centros de saúde. Dos 59,7% (138) que podem chegar aos seus centros de saúde em menos de 15 minutos, apenas 21,6% (50) estão dispostos a percorrer essa distância para uma vacina contra a COVID-

19, mas os 3,0% (7) que têm de percorrer 2 horas para chegar ao seu centro de saúde, 14,7% (34) estão dispostos a percorrer essa distância até ao seu centro de saúde.

Tabela 1 Resumo de todos os resultados demográficos e do nível de ensino

IDADE-FREQUÊNCIA		
Idade	**Frequência**	**Percentagem**
18- 20	76	32.9
21- 23	50	21.6
24- 26	63	27.3
27- 29	23	10.0
30-32	13	5.6
33-35	6	2.6
Total	231	100
GÉNERO		
	FREQUÊNCIA	PERCENTUAL
MACHO	119	51.5
FEMININO	112	48.5
TOTAL	231	100
NÍVEL DE EDUCAÇÃO		
	FREQUÊNCIA	PERCENTUAL
100	36	15.6
200	27	11.7
300	22	9.5
400	9	3.9
500	13	5.6
600	116	50.2
GEMP	8	3.5
TOTAL	231	100
ESTADO CIVIL		
	FREQUÊNCIA	PERCENTUAL
ÚNICO	221	95.7
CASADO	10	4.3
TOTAL	231	100
PARENTHOOD		
	FREQUÊNCIA	PERCENTUAL
NÃO	222	96.1
SIM	9	3.9
TOTAL	231	100
CONDIÇÃO MÉDICA QUE IMPEÇA A VACINAÇÃO		
	FREQUÊNCIA	PERCENTUAL
NÃO	230	99.6
SIM	1	0.4
TOTAL	231	100

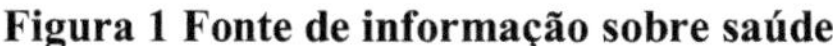

Figura 1 Fonte de informação sobre saúde

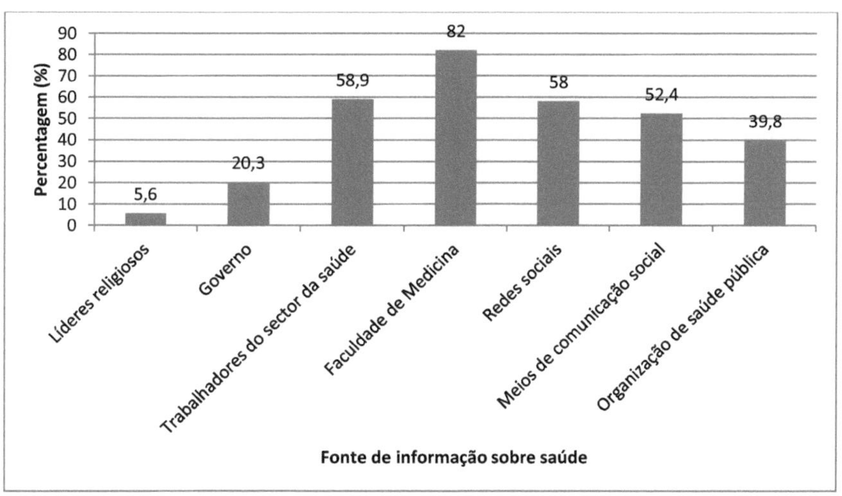

A maioria dos inquiridos obtém as suas informações de saúde em escolas de medicina, profissionais de saúde e organizações de saúde pública.

Figura 2 Fonte de aconselhamento sobre saúde

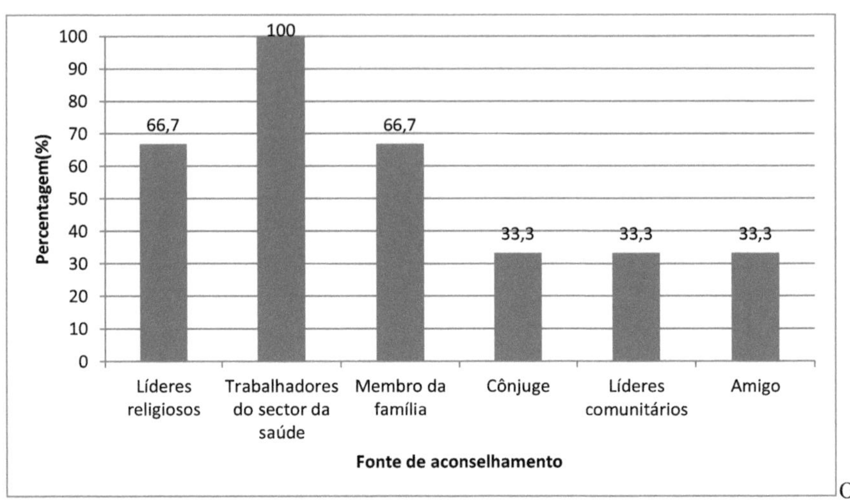

Os profissionais de saúde são a principal fonte de aconselhamento médico, mas os líderes religiosos e os membros da família também têm um papel a desempenhar quando se trata de aconselhamento médico.

Figura 3 Maior probabilidade de aceitar a vacina contra a COVID-19 se recomendada pelo seguinte

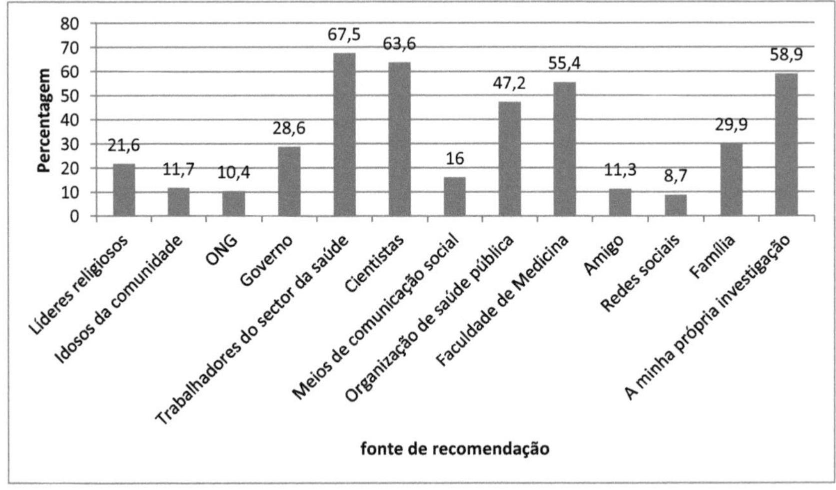

É muito provável que a maioria dos inquiridos aceite a vacina se esta for recomendada por profissionais de saúde, cientistas, pela faculdade de medicina e também com base na sua investigação. Os meios de comunicação social são os que menos influenciam a probabilidade de aceitar a vacina. Os inquiridos confiam nas informações sobre a vacina e a saúde quando estas provêm da faculdade de medicina (69,7%), dos profissionais de saúde (80,5%) e das organizações de saúde pública (60,6%), bem como das suas investigações.

Conhecimento e perceção das vacinas contra a COVID-19 pelos estudantes de medicina
Esta avaliação foi efectuada com base numa pontuação máxima de 18, sendo a pontuação mínima obtida de 2/18, a máxima de 18/18 e a pontuação média obtida de 13,15 ± 3,15.

Tabela 2 Classificação do conhecimento e perceção das vacinas contra a COVID-19

Classificação	Frequência	Percentagem (%)
Fraco (0-8)	15	6.5
Média (9-16)	177	76.6
Bom (17-24)	39	16.9

A maioria dos inquiridos (76,6%) obteve uma pontuação média quando o conhecimento da vacina contra a COVID-19 e a sua perceção em relação à mesma foram classificados, tendo 16,6% um conhecimento adequado e uma boa perceção em relação à vacina. Por conseguinte, o conhecimento foi comparado com base nos anos clínicos e pré-clínicos para determinar se o aumento do nível de educação médica tem algum efeito no conhecimento e na perceção dos estudantes de medicina em relação à vacina contra a COVID-19. Com base nas classificações do conhecimento e da perceção, **a Tabela 3** mostra as diferenças baseadas no facto de se estar no ano clínico ou pré-clínico, comparando o seu conhecimento e perceção da vacina contra a COVID-19.

Tabela 3 Comparação entre estudantes do ano pré-clínico e clínico relativamente ao conhecimento e perceção das vacinas (teste t utilizado)

Média da amostra		Valor de p
Pré-clínica (93)	Clínico (138)	Sig.
11.69±2.70	14.13±3.04	0.273

Tabela 4 Médias de conhecimento e perceção das vacinas com base no nível de formação médica (níveis individuais da escola médica)

Nível_de_educação_médica	Média ±SD	N
100	11.56±2.557	36
200	11.00±2.689	27
300	11.82±2.754	22
400	13.33±2.179	9
500	14.23±1.878	13
600	14.18±3.197	116
GEMP	14.25±2.053	8
Total	13.15±3.138	231

Esta (Figura 1.5) mostra os vários níveis da faculdade de medicina em relação ao seu conhecimento e perceção sobre a vacina contra a COVID-19, embora muito relacionados, parece haver algum aumento com o aumento do nível educacional. Quanto mais jovem se é, mais provável é que se esteja num nível inferior da escola médica. O quadro seguinte mostra uma repartição dos conhecimentos e da perceção dos estudantes sobre a COVID-19 em comparação com o seu nível de ensino

Os resultados relativos às diferenças de idade também revelam que não houve grande diferença entre as diferenças de idade, mas parece haver algum aumento da média à medida que as idades aumentam. Parece que, quanto mais velho se é, mais opiniões se tem sobre assuntos relacionados com a saúde. **O Quadro 5** mostra as médias dos conhecimentos e percepções dos estudantes de medicina com base nas diferenças de idade.

Tabela 5 média para o grupo etário sobre o conhecimento e a perceção da vacina contra a COVID -19 (teste t utilizado)

Médias por grupos etários						valor de p
18-20	21-23	24-26	27-29	30-32	33-35	0.000
11.49 ±2.68	14.02 ±2.81	14.25 ±2.89	11.65 ±3.34	14.92 ±2.06	17.17 ±3.14	

O valor P para a idade e para o nível de formação foi de 0,00, ou seja, inferior a 0,50, pelo que não foi possível rejeitar a hipótese nula. Parece haver alguma correlação entre a idade dos inquiridos e o seu nível de educação médica, mas é, no entanto, muito pequena. A idade e o nível de escolaridade não influenciaram o conhecimento e a perceção dos estudantes sobre a vacina contra a COVID-19, uma vez que não houve correlação entre a idade dos estudantes [0,306 (p<0,001)], o nível de escolaridade [0,383(p<0,001)] e o seu conhecimento e perceção da vacina contra a COVID-19.

Mitos e percepções sobre a vacina contra a COVID-19

A maioria dos inquiridos não partilha a opinião de que a vacina contra a COVID-19 é uma experiência com a raça africana, apenas cerca de 10,4% têm essa perceção. 5,6% pensam que a vacina não funcionaria e cerca de 23% não têm a certeza sobre a potência ou a eficácia da vacina. Alguns dos inquiridos, cerca de 8,6%, pensam que seriam infectados pelo vírus se aceitassem a vacina. A maioria dos inquiridos (68,9%) receia que a vacina possa ter numerosos efeitos secundários, sendo essa a sua principal preocupação, caso contrário poderão estar dispostos a aceitar a vacina.

Figura 4 Distribuição dos inquiridos com base nos mitos sobre a vacina contra a COVID-19

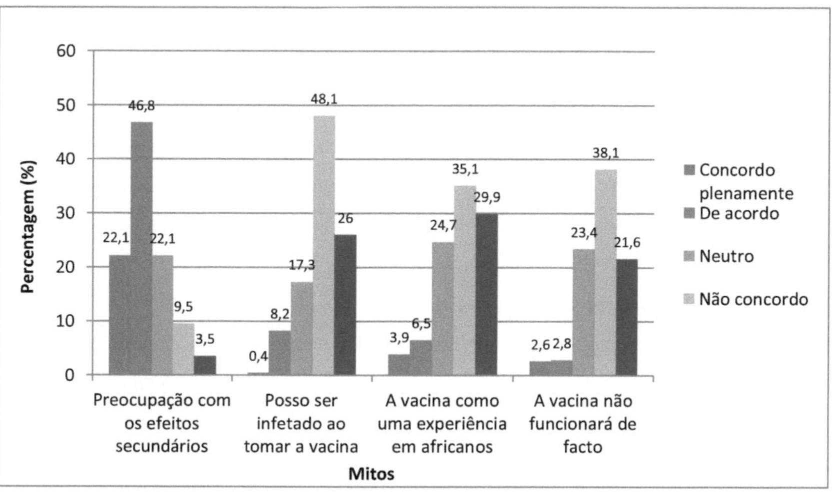

Os mitos sobre a vacina contra a COVID-19 tiveram uma pontuação total de 8. O mínimo foi de 0 em 8 e o máximo de 7 em 8, com uma média de 1,26 ± 1,34.

Interpretação: menos de 4 em 8 implica que o grupo-alvo é menos mítico em relação à vacina; mais de 4 em 8 implica que o grupo-alvo é altamente mítico. A idade influencia a crença dos alunos ou o seu nível de escolaridade? **As tabelas 6 e 7** abaixo mostram que não.

Mesa 6 Comparação das pontuações dos mitos entre os grupos etários (teste t utilizado)

Médias por grupos etários						valor de p
18-20	21-23	24-26	27-29	30-32	33-35	0.254
1.36 ± 1.40	1.32 ± 1.33	1.35 ± 1.41	0.78 ± 0.80	1.31 ± 1.55	0.33 ± 0.52	

A comparação das médias por idade mostra que os estudantes de medicina são menos míticos em relação às vacinas contra a COVID-19, o mesmo acontecendo com o nível de ensino médico, como mostra a **Figura 2.0** abaixo.

Tabela 7 Comparação das pontuações dos mitos com base no nível de educação médica (teste t utilizado)

Meios para os níveis de formação médica						valor de p
100	200	300	400	500	600	0.024
1.17 ± 1.50	1.30 ± 1.35	2.00 ± 1.41	1.56 ± 1.01	1.92 ± 1.55	1.03 ± 1.21	

O valor de P inferior a 0,5 em ambos os casos, a comparação dos mitos e do nível de educação e a comparação dos mitos entre grupos etários, sugere que não se rejeita a hipótese nula, o que significa que não se pode dizer que a idade e o nível de educação não têm nada a ver com as tendências míticas de um indivíduo.

Disponibilidade para aceitar a vacina contra a COVID-19

A disponibilidade para aceitar a vacina contra a COVID-19 obteve uma pontuação total de 10, com uma pontuação mínima de 0, uma máxima de 10 em 10 e uma pontuação média de 4,14 ± 2,26 em 10. Uma pontuação igual ou inferior a 4 significa que o inquirido está menos disposto a aceitar a vacina, mas uma pontuação superior a 4 indica que o inquirido está disposto a aceitar a vacina contra a COVID-19.

Isto foi avaliado e analisado com base na idade e também no nível de educação médica para ver se a idade ou o nível de educação têm algum efeito na vontade do inquirido de aceitar a vacina, utilizando um teste t simples.

Mesa 8 Comparação das pontuações da vontade de aceitar a vacina contra a COVID-19 entre grupos etários (teste t utilizado)

Médias por grupos etários						valor de p
18-20	21-23	24-26	27-29	30-32	33-35	0.002
3.28 ± 2.02	4.40 ± 2.74	4.78 ± 2.11	4.09 ± 2.45	4.92 ± 2.47	4.83 ± 1.94	

As médias para todas as idades estão próximas e um valor de P de 0,002 sugere que não existe uma relação significativa entre as idades e a sua vontade de aceitar a vacina contra a COVID-19. Embora se registe um ligeiro aumento à medida que os anos avançam.

Tabela 9 Comparação das pontuações de disponibilidade para aceitar a COVID-19 com base no nível de formação médica (teste t utilizado)

Meios para o nível de educação						valor de p
100	200	300	400	500	600	0.001
3.67 ± 2.13	3.30 ± 1.79	2.77 ± 2.22	4.33 ± 1.87	4.00 ± 1.87	4.74 ± 2.25	

Parece que um aumento da educação médica e dos conhecimentos médicos aumentou a vontade dos estudantes de aceitar a vacina contra a COVID-19. No entanto, as diferenças são escassas, pelo que se pode afirmar que os diferentes níveis de ensino estão igualmente dispostos a aceitar a vacina contra a COVID-19.

CAPÍTULO CINCO

5.0 DISCUSSÃO

A distribuição e a vacinação da vacina contra a COVID-19, que fazia parte da iniciativa COVAX, deviam ser efectuadas por fases no Gana. As primeiras fases tiveram início em 1 de março de 2021 e terminaram em 9 de março de 2021, destinando-se a abranger grupos de alto risco, que incluíam idosos (com mais de 60 anos), pessoas com algumas comorbilidades como a diabetes, a hipertensão e a asma, trabalhadores da segurança e da linha da frente dos cuidados de saúde, bem como estudantes de medicina de todos os níveis. A vacina contra a COVID-19 da AstraZeneca foi a primeira a ser utilizada no Gana, tendo mais tarde sido também utilizada a vacina Sputnik-V. A segunda fase teve início em 19 de maio de 2021, até 26 de maio de 2021, principalmente para aqueles que tomaram a primeira vacina. São esperadas mais vacinas no país para cobrir o resto da população.

Este estudo foi realizado para verificar o que os estudantes de medicina sabem sobre a vacina, se têm ou não alguma perceção sobre a mesma e se estão dispostos a aceitar a vacina contra a COVID-19. Na análise dos dados, foram comparadas as idades e o sexo, bem como o nível de escolaridade, para determinar a influência ou as diferenças nas áreas que a investigação pretende abranger: conhecimento, perceção e vontade de aceitar a vacina contra a COVID-19.

A distribuição etária foi de 18 a 35 anos, tanto para os homens como para as mulheres. A idade modal situa-se entre os 18 e os 20 anos e a idade média entre os 21 e os 23 anos. Isto mostra que as escolas médicas são constituídas por adultos que podem tomar decisões por si próprios, mas têm uma população muito jovem. O grupo etário que menos participou tem idades compreendidas entre os 33 e os 35 anos. Os estudantes com idades compreendidas entre os 33 e os 35 anos são, na sua maioria, os que entraram para a faculdade de medicina através do programa GEMP, fazendo do diploma da faculdade de medicina o seu segundo ou terceiro diploma.

O estudo revelou que 51,5% (119) dos inquiridos eram do sexo masculino e 48,5% (112) do sexo feminino. Isto não significa que haja mais homens do que mulheres na faculdade de medicina. É provável que tenham respondido mais homens do que mulheres, uma vez que a recolha de dados foi efectuada em linha e foi também um exercício voluntário.

Todos os participantes estão a frequentar o ano clínico ou o ano pré-clínico dos níveis 100 a 600, incluindo a turma do Graduate Entry Medical Program (GEMP). O maior número de participantes situa-se no nível 600 com 50,2% (116) e o menos representado é a classe GEMP com 3,5% (8). Isto faz com que os anos clínicos sejam os que têm mais participantes no estudo, com 59,7%. Isto pode dever-se ao facto de os inquiridos dos anos clínicos estarem também a fazer a sua dissertação ou poderem começar em breve, pelo que podem precisar de ajuda para preencher os seus questionários. Os inquiridos dos anos pré-clínicos podem também estar em minoria devido à natureza em linha das aulas pré-clínicas como parte do cumprimento dos protocolos de prevenção da COVID-19. Tornou-se difícil chegar à maioria deles. As turmas do GEMP foram as que menos participaram porque eram em pequeno número em comparação com outros níveis da escola médica.

Dos 231 inquiridos, apenas 4,3% eram casados, o que não é de estranhar, uma vez que a idade modal dos estudantes de medicina era de 18 a 20 anos, o que explica o facto de não serem casados. Pode inferir-se que o grupo dos casados é constituído pelos inquiridos com idades compreendidas entre os 33 e os 35 anos. E apenas 3,9% destes são pais.

A maioria dos inquiridos, cerca de 99,6%, referiu não ter problemas de saúde que os impedissem de receber a vacina contra a COVID-19. A população é jovem, o que significa que se trata de uma juventude saudável e que pode tolerar esta vacina, apesar de ser nova. Mas 12,6% dos inquiridos confiaram em outra pessoa para tomar as suas decisões médicas. Mais uma vez, isto não é de todo estranho, apesar de os adultos e os estudantes de medicina que podiam fazer as suas próprias escolhas médicas serem ainda jovens e terem os pais a cuidar deles e a tomar decisões sobre a sua saúde.

Como estudantes de medicina, o tema das vacinas e da vacinação é bem conhecido, 98,7% tinham conhecimento das vacinas de rotina que fazem parte do programa alargado de imunização do Gana e 24,7% referiram conhecer alguém que sofreu um efeito secundário das vacinas. O tipo de reação não foi mencionado apenas porque não era o objetivo principal deste estudo. 2,2% referiram não ter recebido alguma vacina no passado devido à distância entre o local de residência e a unidade de saúde.

Muitos dos estudantes (66,7%) tinham conhecimento de um familiar ou amigo que foi infetado pelo vírus da COVID-19. Um total de 58,6% acredita que tem um risco médio a elevado de ser infetado pelo vírus da COVID-19. Isto pode dever-se ao facto de a maioria das pessoas ter conhecido amigos ou familiares que testaram positivo para o vírus, o que significa que estão em risco tanto em casa como na escola. Como estudantes de medicina, estão muito conscientes (100%) da vacina contra a COVID-19. Apesar de estarem 100% sensibilizados para a vacina, apenas 70,6% estavam dispostos a tomar a vacina assim que estivesse disponível e 51,7%

queriam esperar para ver como os outros reagiam à vacina antes de a tomarem. Ao longo dos anos, a decisão de aceitar uma vacina incluiu pessoas que concordaram imediatamente em ser vacinadas porque é uma norma, e algumas estão a ponderar os prós e os contras de aceitar a vacina (Paterson, 2016). A tecnologia de desenvolvimento de vacinas e a rapidez com que foram lançadas podem ser factores contributivos. Isto pode ser mais uma precaução do que uma recusa. Isto não é diferente do que foi encontrado noutro estudo, em que a confiança é o componente mais essencial necessário para uma vacinação bem-sucedida contra a COVID-19 (Lane, 2018).

A maioria dos estudantes de medicina não tem preferência pela via de administração da vacina, mas 26,8% preferem a injeção e 17,3% a via oral, o que pode dever-se ao facto de as vacinas administradas neste país serem sobretudo injectáveis e orais, mas quase 80,1% não estariam envolvidos no ensaio de vacinas contra a COVID-19. Esta situação não é nova, uma vez que o ensaio da vacina contra o Ébola no Gana sofreu um enorme retrocesso mesmo antes de ter sido aprovado, porque as pessoas pensavam que os ensaios iriam introduzir casos de Ébola no Gana (Aggrey, 2020).

O tempo de deslocação até às unidades de saúde onde se realizariam os exercícios de vacinação situava-se entre 15 e 30 minutos, o que levou cerca de 60,3% dos inquiridos a estarem dispostos a viajar. Apenas 14% viajariam mais de 2 horas para a vacinação.

Quando se tratou de classificar a fonte de informação médica sobre a vacina contra a COVID-19, a faculdade de medicina ficou em primeiro lugar com 82%, seguida de 58,9% de profissionais de saúde e 58% nas redes sociais. Não é surpreendente que a maioria dos estudantes obtenha conhecimentos a partir do que lhes foi ensinado, mas o mais surpreendente são os meios de comunicação social. A informação proveniente das redes sociais pode estar em sítios fiáveis como o da OMS. Os líderes religiosos foram a menor fonte de informação sobre a COVID-19, o que se deve ao facto de apenas poderem ajudar a transmitir a mensagem de adesão aos protocolos, em vez de terem uma palavra a dizer sobre o comportamento do vírus e da vacina, uma vez que não são cientistas.

As lições aprendidas com anteriores surtos de doenças infecciosas e emergências de saúde pública, incluindo o VIH, o H1N1, a SARS, a MERS e o Ébola, devem recordar-nos que a existência de fontes de informação e orientação fiáveis é fundamental para o controlo das doenças. No entanto, abordar a hesitação em relação à vacina requer mais do que criar confiança sobre as fontes de informação sobre a vacina contra a COVID-19. É multifatorial

(Lane, 2018) e, no caso do jovem estudante de medicina, a informação da escola e/ou dos profissionais de saúde e a influência dos pais e dos líderes religiosos sobre a aceitabilidade da vacina têm de se unir como uma informação em que se pode confiar.

No entanto, é provável que os estudantes recebam conselhos sobre a aceitação ou não da vacina de três grupos principais: profissionais de saúde (100%), familiares (66,7%) e líderes religiosos (66,7%). Os cônjuges, os amigos e os líderes comunitários são os que menos se aconselham. Talvez isso se deva ao facto de a maioria destas pessoas ter pouca ou nenhuma formação científica, pelo que é provável que tenham um conhecimento deficiente da vacina contra a COVID-19 e do seu mecanismo de ação. Assim, bastaria a faculdade de medicina (55,4%), os profissionais de saúde (67,5%), as organizações de saúde pública (47,2%) e a sua investigação (58,9%) para os convencer a aceitar a vacina. Isto deve-se ao facto de confiarem nas informações provenientes destes grupos, uma vez que trabalham nesta área e frequentam vários seminários sobre o assunto (vacina contra a COVID-19).

5.1 CONHECIMENTO E VONTADE DE ACEITAR AS VACINAS CONTRA A COVID-19

Num estudo realizado entre estudantes de medicina egípcios, 90,5% dos estudantes conheciam a importância da vacinação, mas 46% ainda estavam hesitantes e 6% recusaram. Isto deve-se ao facto de a maioria dos estudantes estar preocupada com a eficácia e os efeitos adversos da vacina (Saied, 2021). Esta situação não se alterou na Faculdade de Medicina da Universidade do Gana, uma vez que 57,1% querem esperar e ver como as pessoas reagem antes de tomarem uma decisão. Mas 70,6% estão prontos a aceitar a vacina assim que for disponibilizada.

A pontuação média no que diz respeito ao conhecimento dos estudantes sobre a vacina foi de 76,6% e 16,9% obtiveram uma pontuação boa (bom). Assim, cumulativamente, cerca de 93,5% tinham conhecimentos adequados sobre a vacina, em comparação com 90,5% numa escola de medicina egípcia (Saied, 2021).

Comparando os conhecimentos dos anos clínicos com os dos anos pré-clínicos no que respeita à vacina contra a COVID-19, a diferença foi marginal. Uma média de 11,69±2,70 para os anos pré-clínicos e de 14,13±3,04 para os anos clínicos. Apesar da ligeira diferença de conhecimentos, não é suficientemente significativa para dizer que o grupo do ano clínico tem mais conhecimentos ou está mais disposto a aceitar a vacina. Mas quando os vários níveis ou classes foram comparados individualmente, pareceu haver um ligeiro aumento do nível 100 para o 600, o que pode parecer sugerir que, quanto mais se sobe no nível de educação médica, mais conhecimentos se tem. Isto pode também dever-se ao facto de os anos clínicos estarem expostos a doentes reais com COVID-19 positivo, pelo que a sua experiência pessoal e médica lhes dá uma maior compreensão em comparação com o grupo do ano pré-clínico. Uma comparação entre idades e idades em relação ao nível de educação não produziu qualquer diferença.

5.2 MITOS EM TORNO DA VACINA CONTRA A COVID-19

A hesitação em relação às vacinas em todo o mundo aumentou de tal forma que a OMS a considera uma ameaça para a saúde mundial. O desafio que se coloca à vacina contra a COVID-19 é o seu rápido desenvolvimento e disponibilização, o que pode contribuir para a impressão pública de que a vacina não seria suficientemente testada em termos de segurança e eficácia (Guidry, 2021). Cerca de 65% dos estudantes da Faculdade de Medicina da Universidade do Gana estão preocupados com os efeitos secundários da vacina e com o facto de poderem contrair a COVID-19 depois de tomarem a injeção.

Havia algumas crenças religiosas de que a vacina tem uma base suína, o que é *haram* para as comunidades muçulmanas. Esta tem sido uma grande barreira à vacinação das pessoas no Médio Oriente e entre os muçulmanos. Os meios de comunicação social ajudaram a alimentar este comportamento anti-vacinas e mantiveram vivo o medo da vacina contra a COVID-19 (Ullah, 2021).

Um pequeno número (10,4%) de estudantes acredita mesmo que as grandes empresas farmacêuticas se estão a esconder por detrás da pandemia da COVID-19 e a usar os africanos como experiência. Outros (24,4%) pensam que as vacinas podem, afinal, não funcionar. A preocupação de muitas pessoas é o medo dos efeitos secundários, especialmente das novas vacinas, incluindo a vacina contra a COVID-19, devido à perceção da falta de testes de segurança e eficácia (Karafillakis, 2016). Houve um vídeo sobre a "pandemia" que retratava a pandemia como falsa, um grande esquema dos governos e das grandes farmacêuticas para roubar o dinheiro das pessoas (Ullah, 2021).

Analisando os grupos etários, o nível de educação médica e o nível de mitos que possam ter, verifica-se que os estudantes de medicina da Universidade do Gana não têm mitos, com base nas pontuações médias de todas as comparações. Pode dizer-se que os estudantes têm uma mentalidade médica, em vez de se deixarem levar pelo que se passa nas plataformas das redes sociais e pelas conversas anti-vacinas que possam ter tido com amigos e familiares.

CAPÍTULO SEIS

6.0 CONCLUSÕES E RECOMENDAÇÕES

6.1 CONCLUSÃO

A vacina contra a COVID-19 é nova e a sua produção e disponibilização foram aceleradas, pelo que muitos estão preocupados com os efeitos secundários da vacina a longo prazo. Apesar das incertezas sobre as vacinas, é evidente que os estudantes de medicina da Universidade do Gana têm conhecimentos sobre a vacina contra a COVID-19 e estão dispostos a aceitá-la quando for disponibilizada.

6.2 LIMITAÇÕES DO ESTUDO

O estudo foi efectuado entre estudantes de medicina, um grupo considerado como muito conhecedor de questões de saúde. Este facto introduz um certo enviesamento, uma vez que os resultados podem ser previstos, ao contrário de uma situação em que o público em geral é recrutado para participar no inquérito, de modo a que os conhecimentos dos estudantes possam ser comparados com os dos participantes não médicos.

A pandemia de COVID-19 ainda está em curso e muitos estudos ainda não foram publicados ou estão em curso, pelo que não existem dados locais sobre o tema que possam ser comparados. Devido aos protocolos, muitas actividades académicas foram realizadas em linha, o que tornou um pouco difícil chegar a muitos mais inquiridos, especialmente os que se encontravam nos anos pré-clínicos, embora o questionário estivesse em linha. Aparentemente, não havia motivação para participar no questionário.

6.3 RECOMENDAÇÕES

Embora muitos estudantes estejam prontos e dispostos a aceitar a vacina contra a COVID-19, ainda há uma minoria que tem dúvidas e incertezas sobre a sua segurança e eficácia. Recomendo que o departamento de saúde pública continue a educar a população estudantil sobre a vacina contra a COVID-19 e a fornecer as actualizações periódicas necessárias sobre a pandemia.

Os estudantes podem também ser utilizados como embaixadores para educar várias comunidades sobre a vacina e a pandemia de COVID-19 em geral.

REFERÊNCIA

Aggrey, J. K., & Shrum, W. (2020). Política e confiança nos ensaios da vacina contra o Ébola *O caso do Gana. Política e ciências da vida: o jornal da Associação para a Política e as Ciências da Vida, 39*(1), 38-55. https://doi.org/10.1017/pls.2020.1

Guidry, J., Laestadius, L. I., Vraga, E. K., Miller, C. A., Perrin, P. B., Burton, C. W., Ryan, M., Fuemmeler, B. F., & Carlyle, K. E. (2021). Disposição para receber a vacina COVID-19 com e sem autorização de uso de emergência. *Jornal americano de controle de infeção, 49* (2), 137-142. https://doi.org/10.1016/j.ajic.2020.11.018 acessado em 01-04-2021

Karafillakis, E., Dinca, I., Apfel, F., Cecconi, S., Wűrz, A., Takacs, J., Suk, J., Celentano, L. P., Kramarz, P., & Larson, H. J. (2016). Hesitação em relação à vacina entre os profissionais de saúde na Europa: Um estudo qualitativo. *Vaccine*, *34*(41), 5013-5020.

Lane, S., MacDonald, Noni E., Marti M., Dumolard L. (2018). Hesitação em vacinas em todo o mundo: Análise de três anos de dados do Formulário de Relatório Conjunto da OMS / UNICEF-2015-2017. Vacina, 36(52), 3861-3867

Lúcia, V. C., Kelekar, A., & Afonso, N. M. (2020). Hesitação da vacina COVID-19 entre estudantes de medicina. *Jornal de saúde pública (Oxford, Inglaterra)*, fdaa230. Publicação online antecipada. https://doi.org/10.1093/pubmed/fdaa230 acedido em 13-05-2021

MINISTÉRIO DA SAÚDE/GHS. Deteção do primeiro caso de COVID-19 no Gana. Disponível em www.moh.gov.gh MOH (2020). covid_19_first_confirmed_GH. Acedido em 04-04-2021

Paterson, P., Meurice, F., Stanberry, L. R., Glismann, S., Rosenthal, S. L., & Larson, H. J. (2016). Hesitação em vacinas e profissionais de saúde. *Vaccine*, *34*(52), 6700-6706. https://doi.org/10.1016/j.vaccine.2016.10.042 01-04-2021

Saied, S. M., Saied, E. M., Kabbash, I. A., & Abdo, S. (2021). Hesitação da vacina: Crenças e barreiras associadas à vacinação COVID-19 entre estudantes de medicina egípcios. *Jornal de virologia médica*, 10.1002 / jmv.26910. Publicação online antecipada. https://doi.org/10.1002/jmv.26910 acedido em 01-04-2021

UG. História da Faculdade de Medicina e da Faculdade de Medicina Dentária. Disponível em http://www.ugms.edu.gh/university -of- Ghana-medical-school, acedido em 2021-04-01

Ullah, I., Khan, K. S., Tahir, M. J., Ahmed, A., & Harapan, H. (2021). Mitos e teorias da conspiração sobre vacinas e COVID-19: Efeito potencial nas recusas globais de vacinas. *Vacunas*, *22*(2), 93-97. https://doi.org/10.1016/j.vacun.2021.01.001 acedido em 20-07-2021

OMS. Immunizations- what it is, 2020 disponível em https://www.who.int/news-room/q-a-detail/vaccines-and-immunization-what-is-vaccination, acedido em 2021-04-01

Wong, L. P., Alias, H., Wong, P. F., Lee, H. Y., & AbuBakar, S. (2020). O uso do modelo de crenças em saúde para avaliar os preditores da intenção de receber a vacina COVID-19 e a disposição de pagar. *Human vaccines & immunotherapeutics*, *16*(9), 2204-2214. https://doi.org/10.1080/21645515.2020.1790279 acedido em 01-04-2021

APÊNDICE

QUESTIONÁRIO

QUESTIONÁRIO EM LINHA PARA O ESTUDO PROPOSTO SOBRE A PERCEPÇÃO, O CONHECIMENTO E A VONTADE DE ACEITAR A VACINA CONTRA A COVID-19 EM ÁFRICA

1. Idade......................

A. 18-20

B. 21-23

C. 24-26

D. 27-29

E. 30- 32

F. 33-35

2. Género

A. Masculino

B. Feminino

C. Outros (especificar)

3. Em que nível da faculdade de medicina se encontra? Nível.
A. 100

B. 200

C. 300

D. 400

E. 500

F. 600

G. GEMP

4. Com que religião te identificas?
A. Cristianismo

B. Islão

C. Religião tradicional

D. Outros

E. Nenhum

5. Estado civil?
A. Solteiro

B. Casado

C. Viúva

D. Co-habitação

6. É pai ou mãe?

A. Sim

B. Não

7. Tem algum problema de saúde que o impeça de tomar vacinas?

A. Sim

B. Não

ESTADO DE SAÚDE AUTO-REFERIDO E "LITERACIA EM SAÚDE

8. Em geral, o meu estado de saúde é

A. Pobres

B. Justo

C. Bom

D. Muito bom

E. Excelente

9. Obtenho a maior parte das minhas informações sobre saúde através de (assinale a opção correta)
A. Líderes religiosos

B. Idosos da comunidade

C. ONG,

D. Governo

E. Trabalhadores do sector da saúde

F. Meios de comunicação social

G. Redes sociais

H. Celebridade

I. Escola

J. Organizações de saúde pública

K. A minha investigação

10. Confio em outra pessoa para tomar decisões sobre a minha saúde

A. Sim

B. Não

11. Sou eu que decido se o meu filho recebe vacinas

A. Sim

B. Não

C. Não aplicável

CONHECIMENTO E PERCEPÇÃO DAS VACINAS

12. Compreendo o funcionamento das vacinas

A. *Sem dúvida*

B. *Provavelmente*

C. *Possivelmente*

D. *Provavelmente não*

E. Definitivamente não

13. Tenho conhecimento de que existem vacinas de rotina recomendadas para as crianças

A. Sim

B. Não

14. Tenho conhecimento de que algumas vacinas são recomendadas para adultos

A. Sim

B. Não

15. Acredito que as vacinas podem prevenir doenças infecciosas graves

A. *Discordo totalmente*

B. *Não concordo*

C. *Neutro*

D. *Concordar*

E. *Concordo plenamente*

16. Penso que é importante que toda a gente tome as vacinas recomendadas

A. *Discordo totalmente*

B. *Discordar*

C. *Neutro*

D. *Concordar*

E. *Concordo plenamente*

17. Considero que a minha comunidade está mais bem protegida de uma doença se a maioria das pessoas for vacinada

A. *Discordo totalmente*

B. *Não concordo*

C. *Neutro*

D. *Concordar*

E. *Concordo plenamente*

18. Penso que a maioria das pessoas tolera muito bem as vacinas

A. *Discordo totalmente*

B. *Não concordo*

C. *Neutro*

D. *Concordar*

E. *Concordo plenamente*

19. Penso que os riscos da vacinação são maiores do que os benefícios.

A. *Discordo totalmente*

B. *Não concordo*

C. *Neutro*

D. *Concordar*

E. *Concordo plenamente*

20. Penso que as vacinas são prejudiciais.

A. *Discordo totalmente*

B. *Não concordo*

C. *Neutro*

D. *Concordar*

E. *Concordo plenamente*

EXPERIÊNCIAS/COMPORTAMENTOS ANTERIORES

21. Conheço alguém que contraiu uma doença evitável por vacinação por não ter tomado a vacina

A. Sim

B. Não

22. Conheço alguém que teve um efeito secundário grave devido a uma vacinação

A. Sim

B. Não

23. No passado, fui aconselhado a não dar ao meu filho uma vacina recomendada

A. Sim

B. Não

C. Não aplicável
a. Em caso afirmativo, quem deu o conselho? (Líderes religiosos, anciãos da comunidade, profissionais de saúde, membro da família, cônjuge, amigo)

24. No passado, recusei uma vacina que foi recomendada para mim ou para o meu filho A. Sim

B. Não

C. Não aplicável

25. No passado, fiz o meu melhor para tomar todas as vacinas recomendadas para mim ou para o meu filho

A. Sim

B. Não

C. Não aplicável

26. No passado, não consegui obter uma vacina que planeava obter

A. Sim

B. Não
a. Em caso afirmativo, porquê: (distância de um centro de saúde, não tinha tempo, não podia pagar, a vacina não estava
disponível, outro)

CONHECIMENTO E AVALIAÇÃO DE RISCO DO SARS-COV-2

27. Já ouvi falar do novo coronavírus e da doença que ele provoca, chamada COVID-19

A. Sim

B. Não

28. Conheço um familiar ou amigo que tenha estado doente com o coronavírus

A. Sim

B. Não

29. Considero que o meu risco de ficar infetado com o coronavírus é

A. Muito baixo

B. Baixa

C. Médio

D. Elevado

E. Muito elevado

30. Penso que o meu risco de ficar muito doente se for infetado com o coronavírus é

A. Muito baixo

B. Baixa

C. Médio

D. Elevado

E. Muito elevado

ACEITAÇÃO DA VACINA SARS-COV-2

31. Se houvesse uma vacina disponível para prevenir o coronavírus, eu gostaria de a receber o mais rapidamente possível.

A. Sim

B. Não

32. Se houvesse uma vacina disponível para prevenir o coronavírus, eu esperaria para ver como as outras pessoas reagem a ela antes de a tomar.

A. Sim

B. Não

33. Estaria disposto a participar num ensaio clínico para uma vacina contra o coronavírus.

A. Sim

B. Não

34. Não creio que seja necessária uma vacina contra o coronavírus

A. *Discordo totalmente*

B. *Não concordo*

C. *Neutro*

D. *Concordar*

E. *Concordo plenamente*

35. Penso que existem outras formas (melhores) de proteção contra o coronavírus do que uma vacina

A. *Discordo totalmente*

B. *Não concordo*

C. *Neutro*

D. *Concordar*

E. *Concordo plenamente*

36. É mais provável que eu tome a vacina contra o coronavírus se ela for recomendada por? (assinalar a opção correta)
A. Líderes religiosos

B. Idosos da comunidade

C. ONG,

D. Governo

E. Trabalhadores do sector da saúde

F. Meios de comunicação social

G. Redes sociais

H. Celebridade

I. Escola

J. Organizações de saúde pública

K. A minha investigação

37. É mais provável que eu tome a vacina se ela estiver na forma de
A. Injeção

B. Oral (tomado por via oral)

C. Spray nasal (pulverização no nariz)

D. Sem preferência

38. Estou preocupado com os possíveis efeitos secundários da vacina contra o coronavírus

A. *Discordo totalmente*

B. *Não concordo*

C. *Neutro*

D. *Concordar*

E. *Concordo plenamente*

39. Preocupa-me o facto de poder ser infetado com o coronavírus ao tomar a vacina

A. *Discordo totalmente*

B. *Não concordo*

C. *Neutro*

D. *Concordar*

E. *Concordo plenamente*

40. Preocupa-me que as pessoas estejam a utilizar a vacina contra o coronavírus como uma desculpa para fazer "experiências" em africanos

A. *Discordo totalmente*

B. *Não concordo*

C. *Neutro*

D. *Concordar*

E. *Concordo plenamente*

41. Preocupa-me que a vacina contra o coronavírus não funcione para prevenir a COVID-19.

A. *Discordo totalmente*

B. *Não concordo*

C. *Neutro*

D. *Concordar*

E. *Concordo plenamente*

VOLUNTARIEDADE E ACESSIBILIDADE

42. Se houver uma vacina disponível para o coronavírus, penso que deve ser obrigatória

A. *Discordo totalmente*

B. *Não concordo*

C. *Neutro*

D. *Concordar*

E. *Concordo plenamente*

43. Só tomarei a vacina contra o coronavírus se for obrigatória:

A. *Discordo totalmente*

B. *Não concordo*

C. *Neutro*

D. *Concordar*

E. *Concordo plenamente*

44. Tomarei a vacina contra o coronavírus mesmo que NÃO seja obrigatória:

A. *Discordo totalmente*

B. *Não concordo*

C. *Neutro*

D. *Concordar*

E. *Concordo plenamente*

45. Se houver uma vacina disponível para o coronavírus, penso que deve ser gratuita

A. *Discordo totalmente*

B. Discordar

C. Neutro

D. Concordar

E. Concordo plenamente

EDUCAÇÃO E DISTRIBUIÇÃO DE VACINAS

46. É mais provável que eu confie nas informações sobre vacinas fornecidas por (assinale a opção correta)
A. Líderes religiosos

B. Idosos da comunidade

C. ONG,

D. Governo

E. Trabalhadores do sector da saúde

F. Meios de comunicação social

G. Redes sociais

H. Celebridade

I. Escola

J. Organizações de saúde pública

K. A minha investigação

47. É importante para mim conhecer os riscos e os benefícios de qualquer vacina A. *Discordo totalmente*

B. *Não concordo*

C. *Neutro*

D. *Concordar*

E. *Concordo plenamente*

48. É mais provável que eu tome a vacina contra o coronavírus se ela for recomendada por (assinale a opção correta)
A. Líderes religiosos

B. Idosos da comunidade

C. ONG,

D. Governo

E. Trabalhadores do sector da saúde

F. Meios de comunicação social

G. Redes sociais

H. Celebridade

I. Escola

J. Organizações de saúde pública

K. A minha investigação

49. Para chegar ao centro de saúde mais próximo de mim, normalmente demora
A. <15min

B. <30min

C.1 hora

D. <2hr

E. >2 horas

50. Estaria disposto a viajar até [...] para receber a vacina contra o coronavírus
A. 15min

B. <30min

C.1 hora

D. <2hr

E. >2 horas

51. Preferia que os agentes comunitários viessem a minha casa ou ao meu local de trabalho para dar a vacina contra o coronavírus, em vez de me deslocar a um centro de saúde.

A. *Discordo totalmente*

B. *Não concordo*

C. *Neutro*

D. *Concordar*

E. *Concordo plenamente*

52. Que tipo de vacina contra a COVID-19 conhece (marca/empresa)?

Enumere todos os que conhece

PLANO DE TRABALHO

Actividades	INICIAR	FIM
Pesquisa de informações preliminares	22nd fevereiro de 2021	5th março de 2021
Proposta completa	7th março de 2021	26th março 2021
Reunião com o supervisor	28th março 2021	
Preparação e revisão do capítulo 1	28th março 2021	30th março 2021
Preparação do capítulo 2	31st março 2021	14th abril de 2021
Revisão do capítulo 2	15th abril de 2021	21st abril de 2021
Preparação do capítulo 3	22nd abril de 2021	25th abril de 2021
Recolha de dados	26th abril de 2021	28th maio 2021
Preparação do capítulo 4	29th maio de 2020	15th junho 2021
Preparação do capítulo 5	16th junho 2021	30th junho 2021
Revisão e apresentação do trabalho final	31st junho 2021	30th julho 2021

ORÇAMENTO

Item	Custo (Cedis do Gana)
Recolha de dados	100
Transporte	100
Dados móveis	50
Impressão/encadernação	200
Diversos	200
Total	GHc650

ORIGINALITY REPORT

17%	15%	15%	13%
SIMILARITY INDEX	INTERNET SOURCES	PUBLICATIONS	STUDENT PAPERS

PRIMARY SOURCES

1	Jeanine P.D. Guidry, Linnea I. Laestadius, Emily K. Vraga, Carrie A. Miller et al. "Willingness to get the COVID-19 vaccine with and without emergency use authorization", American Journal of Infection Control, 2020 Publication	2%
2	www.science.gov Internet Source	2%
3	pubmed.ncbi.nlm.nih.gov Internet Source	2%
4	www.nature.com Internet Source	1%
5	www.gov.ie Internet Source	1%
6	www.airitilibrary.com Internet Source	1%
7	www.tandfonline.com Internet Source	1%
8	Submitted to Leeds Trinity and All Saints Student Paper	

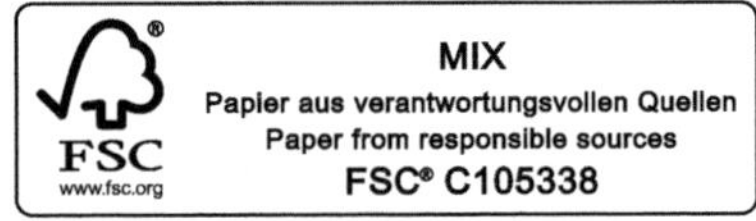

Printed by Books on Demand GmbH, Norderstedt / Germany